AF341666

HYGIÈNE

DANS LA

BLENNORRHAGIE

PAR

Le Docteur MARMONIER

(de Marseille)

Chevalier de la Légion d'honneur,
Officier d'Académie,
Membre de la Société de Dermatologie et de Syphiligraphie
de Paris.

MARSEILLE

1896

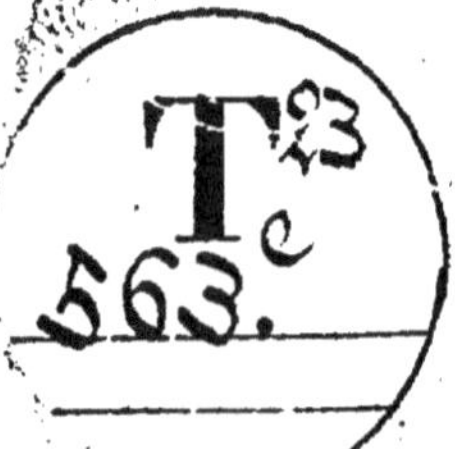

HYGIÈNE

DANS LA

BLENNORRHAGIE

DU MÊME AUTEUR :

De la Transfusion du sang (*Ouvrage couronné par la Faculté de médecine*), 1869.

De la Péritonite et de la Pneumonie rhumatismales, 1873.

Contribution à l'étude de l'étiologie de la fièvre typhoïde, 1876.

Guide médical de l'officier détaché, 1876.

Des Accidents attribués à la médication salicylée, 1877.

De l'OEdème cutané dans la pleurésie, 1877.

De l'Anurie hystérique, 1878.

Diagnostic différentiel des maladies de la moëlle épinière (*avec préface de M. le Professeur Charcot*), 1879.

Relation d'une observation de Kyste hydatique suppuré du foie suivi de guérison, 1882.

De l'Hygiène des troupes en marche, 1891.

Des Modes de contagion du choléra et des moyens de s'en préserver, 1894.

Des Dermopathies blennorrhagiques, 1895.

De l'Hygiène de la peau, 1896.

De l'Hygiène de la chevelure, 1896.

De l'Hygiène dans la syphilis, 1896.

Grenoble, imprimerie F. ALLIER PÈRE ET FILS,
Cours Saint-André, 26.

BIBLIOTHÈQUE DES GENS DU MONDE

HYGIÈNE

DANS LA

BLENNORRHAGIE

PAR

LE DOCTEUR MARMONIER

(de Marseille)

Chevalier de la Légion d'honneur,
Officier d'Académie,
Membre de la Société de Dermatologie et de Syphiligraphie
de Paris.

MARSEILLE

—

1896

HYGIÈNE

BLENNORRHAGIE

Ce qu'est la blennorrhagie.

La *blennorrhagie*, appelée communément *gonorrhée, chaudepisse, écoulement, coulante,* consiste en un état inflammatoire de la muqueuse du canal de l'urèthre chez l'homme, de l'urèthre et du vagin chez la femme, état inflammatoire caractérisé par un écoulement blanchâtre, ou blanc jaunâtre, ou jaune verdâtre.

Elle est la plupart du temps produite par

la contagion, à la suite d'un coït pratiqué avec une personne atteinte de cette même affection. Parfois elle est occasionnée par des excès vénériens.

Elle constitue une maladie assez commune. Sur cent individus, disait le Dr Lisfranc, il y en a au moins quatre-vingts qui l'ont eue, qui l'ont ou qui l'auront. Le progrès de la civilisation a plutôt accru que diminué cette proportion.

Nécessité de soigner la blennorrhagie à son début.

Nombre d'individus hésitent à venir consulter leur médecin pour une blennorrhagie et préfèrent se soigner eux-mêmes : ils craignent de passer à ses yeux pour un libertin, un débauché. Ils ont grand tort assurément. D'abord le médecin appelé à constater leur blennorrhagie n'a pas à porter et ne peut porter aucun jugement sur ses clients, parce qu'il sait que l'homme qui a la conduite la plus régulière peut, par une ironie du sort, contracter la blennorrhagie dans une aventure malheureuse, et parfois unique, tandis que des libertins endurcis ont, par un heureux hasard, toujours échappé à cet accident ; il sait que l'on peut contracter la blennorrhagie avec la plus honnête femme du monde, si le coït a lieu dans certaines conditions (coïts répétés à peu de distance les uns des autres avec une femme qui a ses règles ou des pertes blanches en quantité exagérée). Le malade doit donc venir chez son médecin sans hésiter, avec confiance (assuré qu'il est d'une discrétion absolue) et sans perdre de temps. Car s'il se soigne lui-même, il se soignera mal ; sa blennorrhagie s'éternisera, s'accompagnera de complications ; et, quand il se décidera à consulter, il aura perdu un temps précieux et peut-être compromis sa santé.

Le retard qu'apportent certains malades à consulter le médecin résulte encore de ce qu'ils considèrent la blennorrhagie comme une maladie de peu d'importance, devant guérir promptement et facilement, et qui, si elle se prolonge, ne peut entraver en rien les habitudes de la vie ordinaire ni compromettre la santé. Sans doute la blennorrhagie n'infecte pas le sang, ainsi que le fait la syphilis, mais elle expose l'individu qui en est atteint à des conséquences graves, dont nous parlerons plus loin, et qui sont dues en grande partie à la persistance ou à la longue durée de la blennorrhagie. En outre, l'individu qui se marie, porteur d'un suintement uréthral chronique (goutte militaire), peut communiquer la blennorrhagie à sa femme ; et comme celle-ci n'en souffre pas et ne s'en plaint pas, l'inflammation peut s'étendre à la matrice, aux ovaires, nécessiter alors des opérations graves et dangereuses, compromettre à jamais sa santé ainsi que le bonheur d'un ménage.

« Si l'on sait quand une chaudepisse commence, disait Ricord, on ne sait pas quand elle finit. » Le malade atteint de blennorrhagie doit donc se faire soigner de bonne heure afin de guérir au plus vite; et, s'il aperçoit chez sa femme l'existence d'un écoulement vaginal, il doit se hâter de la faire examiner par un médecin dont le tact et l'expérience sauront remettre toutes choses en état sans que l'heureuse union des conjoints soit compromise un seul instant.

Durée de la blennorrhagie.

La durée de la blennorrhagie varie :

1° Selon le tempérament et la constitution du malade; les sujets sanguins ont ordinairement la chaudepisse courte et forte; les scrofuleux, faible et longue ; les arthritiques et les rhumatisants, plus longue encore.

2° Suivant la méthode de traitement employée ;

3° Suivant l'époque plus ou moins rapprochée du début de la blennorrhagie à laquelle le traitement est commencé;

4° Suivant la régularité avec laquelle le malade fait son traitement et l'hygiène plus ou moins sévère à laquelle il se soumet. En effet, une hygiène spéciale s'impose pendant tout le cours de la blennorrhagie et à laquelle il importe de rester fidèle quelque temps encore après la guérison.

Nécessité du port d'un suspensoir.

La première précaution à prendre, dès qu'on s'aperçoit de l'existence d'un écoulement, consiste à porter un suspensoir que l'on peut garnir de ouate intérieurement. Le suspensoir a l'avantage de soutenir les bourses, de les préserver contre les causes incessantes d'irritation, les ballottements, les frottements, la situation déclive, d'aider à la fixation des pansements, enfin de diminuer les chances d'orchite (chaudepisse tombée dans les bourses).

Il est nécessaire que le suspensoir soit bien adapté, ce qui est rarement réalisé; il faut, en effet, éviter qu'il ne bride la verge par-dessous; il convient qu'il la laisse pendre librement, pour que l'écoulement, s'effectuant facilement au dehors, ne stagne pas dans l'urèthre.

Le suspensoir sera porté durant toute la journée, pendant le cours entier de la maladie, et ne sera quitté qu'en se mettant au lit le soir.

On peut, avec avantage. remplacer le suspensoir par un caleçon de bain en coton ; la verge, enveloppée d'une serviette, est maintenue contre l'aîne dans le caleçon, qui est étroit, et, grâce à ce remplissage et à l'élasticité du caleçon, elle se trouve à l'abri de toute cause d'irritation.

Nécessité d'un régime spécial.

Il est indispensable d'observer scrupuleusement un régime spécial et de s'astreindre à la plus grande sobriété.

On évitera de boire du vin pur, surtout du vin de Bourgogne, du Champagne, de la bière (boisson la plus nuisible dans la blennorrhagie), du cidre, du vin blanc, des boissons alcoolisées (vermouth, absinthe, liqueurs). On ne boira que de l'eau rougie avec du vin ordinaire. On n'usera que très modérément de café, de thé.

On s'abstiendra de tous les mets trop excitants, des ragoûts épicés, des potages bisque, d'huîtres, d'écrevisses, des crustacés en général, des gros poissons de mer, de gibiers, de truffes, d'asperges, de céleris, de cresson, de fraises, de salades, des acides.

« En cas de grand dîner auquel on ne saurait se dispenser d'assister, on boira au commencement peu de vin ordinaire, afin de pouvoir se permettre ensuite un peu de vin d'entremets, qu'on ne saurait refuser sans se compromettre. Si l'on a dû se laisser verser du Champagne, on le portera immédiatement aux lèvres, et on fera semblant de boire, afin de donner à la mousse le temps de tomber. Si l'on danse ensuite, on évitera les rafraîchissements. » (Dr Diday).

Il convient cependant d'éviter une hygiène trop déprimante, surtout si l'on est anémique ; on fera bien, dans ce cas, de faire usage du fer et du quinquina, à une certaine période de la blennorrhagie, pour accroître la tonalité des tissus et relever l'état général.

Nécessité d'un genre de vie particulier.

On observera le repos, autant qu'il sera possible. Le plus souvent le malade ne peut rester dans sa chambre. Il devra se limiter au strict nécessaire de tout travail et de tout exercice. Il évitera les courses trop longues, les marches forcées, les efforts répétés, la danse, l'escrime, l'équitation, l'usage de la bicyclette particulièrement, les parties de chasse, les voyages, surtout en voitures mal suspendues, les veilles prolongées, même au repos.

Si on est obligé de voyager, on fera bien de prendre des bains frais d'assez courte durée, et de pratiquer, aussi souvent que possible, des lotions fraîches sur les parties.

On évitera toute cause physique ou morale d'érection. On s'abstiendra, de la façon la plus absolue, de tout rapprochement sexuel pendant le cours de la blennorrhagie. Si l'honnêteté la plus vulgaire fait une loi de cette abstention, la prudence conseille de la prolonger plusieurs jours encore après la guérison définitive. « Que Vénus laisse à l'Amour blessé le temps de sécher ses larmes ! » (Dr Langlebert.)

Ce n'est pas seulement au coït qu'il faut

renoncer, mais encore à l'habitude de certaines privautés, de certaines cohabitations semi-platoniques, que certains malades conservent, en forme de dédommagement, et qui congestionnent les organes autant et plus que ne le ferait un fonctionnement régulier, espacé à intervalles physiologiques. On évitera donc toute cause d'excitation vénérienne, la fréquentation des femmes, les conversations légères, les lectures et les spectacles lascifs.

Les conditions du sommeil seront elles-même l'objet d'une certaine surveillance. Le malade ne doit pas se coucher sur le dos, ni dans un lit trop moelleux ou trop chaud. Enfin, il évitera la constipation et s'abstiendra de boire avant de se mettre au lit, de crainte que, venant à s'accumuler dans la vessie, l'urine ne devienne une cause d'érection.

Nécessité de soins particuliers de propreté.

On observera les soins les plus minutieux de propreté.

Il sera indispensable de laver la verge plusieurs fois par jour à l'aide d'une solution antiseptique, afin d'éviter que le pus de l'écoulement ne détermine une inflammation du gland et du prépuce, inflammation à laquelle on a donné le nom de *balanite*. Dans ce but, on fera bien encore de prendre plusieurs bains locaux dans la journée.

La question de toilette de la verge a son importance, car il est essentiel de ne pas laisser trop longtemps en contact avec un organe dont la muqueuse est impressionnable, un linge maculé d'une couche ép···
de pus. Chacun fait sa toilette à s·
L'un enveloppe la verge avec un p·
et le fixe en serrant au moyen d'u··.··

d'un lien quelconque à la base de la verge : c'est un mode de pansement difficile à faire tenir en place et qui peut disposer la verge à se congestionner. L'autre entoure la verge d'un de ces étuis en caoutchouc vulcanisé, que l'on trouve dans le commerce, et qui se fixe par deux boutons à la ceinture du suspensoir : cet appareil est très facile à nettoyer, mais on peut lui reprocher d'entretenir une humidité presque constante. Celui-ci se contente simplement de fixer, en dedans de la chemise, un mouchoir de poche plié en quatre, pour garantir la chemise des tâches résultant de l'écoulement. Celui-là, dont le prépuce est bien conformé à cet effet, taille un petit morceau de linge fin de six centimètres environ sur trois, qu'il place dans le sens de sa longueur sur le gland où il se trouve fixé très aisément de lui-même rien qu'en ramenant le prépuce dessus. Comme il a en poche quatre ou cinq de ces petits morceaux de linge, il les renouvelle chaque fois qu'il urine ; il double ou

2

triple le linge si l'écoulement est très abondant, et la chemise est efficacement protégée contre toute souillure accusatrice. Mais à tous ces moyens on doit préférer celui qui consiste à remplacer le petit linge dont il vient d'être question par un peu de coton hydrophile placé au devant de l'orifice de l'urèthre, que l'on change également après chaque miction, et qui tient de la même façon qu'un petit linge.

De l'ophtalmie blennorrhagique.

Le malade devra se laver très soigneusement les mains toutes les fois qu'il aura touché à sa verge, pratiqué des lotions et refait son pansement. Cette négligence pourrait être la cause d'irréparables malheurs, car il suffit d'un peu de pus transporté des organes génitaux sur la muqueuse de l'œil pour provoquer une ophtalmie blennorrhagique, complication la plus redoutable de cette maladie, et qui compromet à jamais la vision. Il est indispensable que tout individu atteint d'une blennorrhagie soit bien pénétré du danger auquel il s'expose en ne prenant pas la précaution d'éviter de se porter les doigts aux yeux après avoir touché la verge, et de se laver immédiatement les mains après chaque contact de cette nature. L'attention du malade doit toujours être tenue en éveil de ce côté-là, car les actes, souvent les plus insignifiants ou que l'on commet sans y ajouter de l'importance, peuvent devenir une cause de contagion.

Le docteur Diday cite quelques-uns de ces cas qui peuvent se produire :

« Le premier soin du blennorrhagien, dès son lever, est de voir s'il coule où ce qu'il coule. Il presse donc le canal et cueille du bout du doigt le pus qui sort. Mais ses paupières collées par le sommeil l'empêchent de bien voir, il les frotte de ce même doigt pour les décoller... contagion.

« Un blennorrhagien urine contre un mur

rien de plus ordinaire. Mais le mur est poli ; mais un reste d'érection donne à l'angle d'incidence du jet une ouverture telle que sa réflexion dirige quelques gouttes vers l'orbite. Or les premières gouttes chassent devant elles du pus... contagion.

« Même danger pour ceux qui, secouant la verge sans précaution pour chasser au dehors le pus de l'urèthre, en lancent ainsi une goutte qui peut s'introduire entre les paupières.

« Les linges, les éponges, les objets de toilette ayant servi à un blennorrhagien, — l'eau qui vient de lui servir à prendre un bain de verge, — ou bien le doigt qui s'est égaré dans des attouchements intimes avec une femme atteinte de blennorrhagie, et que le pauvre amoureux se met ensuite dans l'œil, au propre comme au figuré, — ce sont là d'insidieux mais assez communs agents de contagion.

« Un blennorrhagien prend un bain tiède. En se soulevant, le pied lui glisse, et sa tête

plonge dans la baignoire. Le pus blennorrhagien nage à la surface de l'eau ; le plon-
geon a lieu d'une façon malheureuse ; ce pus
pénètre dans l'œil... contagion. »

Aussi l'individu atteint de blennorrhagie
doit observer avec une vigilance extrême
toute irritation qui viendrait à se produire
à l'un de ses yeux, et recourir alors au médecin sans perdre de temps.

Du rhumatisme blennorrhagique.

Pour éviter d'aggraver la blennorrhagie
de complications rhumatismales, malheu-
reusement trop fréquentes, on doit se pré-
munir soigneusement contre les brusques
variations de température et maintenir très
couvertes les jointures les plus ordinairement menacées (genoux, coudes, pieds, etc.).

Nous insistons sur la gravité que peut
avoir un rhumatisme blennorrhagique qui,
outre les douleurs violentes qu'il provoque

dans la période aiguë, peut laisser à sa suite une ankylose irrémédiable de la jointure affectée.

En face de ces accidents possibles, le malade comprendra la nécessité de se soigner de bonne heure, de ne pas laisser à la blennorrhagie le temps de créer des complications, et l'importance qu'il y a de suivre un traitement qui, appliqué dès le début de l'écoulement, modère rapidement l'inflammation du canal, abrège la durée de la blennorrhagie, et par conséquent diminue les chances de voir surgir des complications (voir plus loin le traitement par les lavages).

Des érections dans la blennorrhagie.

Les érections nocturnes sont souvent par elles-mêmes très pénibles et très douloureuses ; de plus, elles entraînent la privation de sommeil et énervent le malade. Pour les combattre, celui-ci devra prendre un lavement d'eau froide avant de se mettre au lit et le rendre presque immédiatement, — coucher dans un lit assez dur et supprimer le deuxième matelas, — se couvrir modérément et supprimer l'édredon, — se coucher sur le côté plutôt que sur le dos, — ne pas résister à l'envie d'uriner, et, chaque fois qu'il a à y satisfaire, sortir du lit; — se lever quelques instants la nuit, au moment où les érections surviennent, se livrer à des ablations froides et recouvrir la verge et les bourses d'un linge mouillé, — ne jamais lier la verge de manière à en empêcher le redressement.

Lorsque les tissus qui doublent la muqueuse du canal de l'urèthre participent à l'inflammation, ils se tuméfient et empêchent, dans l'érection, la distension de la verge; ils la forcent alors à se recourber en arc à concavité inférieure, ayant l'urèthre pour corde; de là l'expression : *érection cordée* ou *chaudepisse cordée* C'est dans ce cas que le malade ne doit pas surtout *rompre l. corde*, c'est-à-dire l'urèthre, en frappant d'un violent coup de poing le dos de la verge préalablement placée sur un plan résistant, dans le but de faire cesser l'érection douloureuse. C'est une coutume brutale, encore trop répandue dans la classe ouvrière, absurde et exposant à l'espèce la plus dangereuse des rétrécissements de l'urèthre. Si ces moyens hygiéniques ne suffisent pas, il saupoudrera de camphre son suspensoir ainsi que les parties velues situées à la naissance de la verge, et aura recours aux calmants prescrits par le médecin.

Traitement interne de la blennorrhagie.

Le traitement de la blennorragie comprend un traitement interne et un traitement externe.

Le traitement interne consiste dans l'emploi :

1° De boissons émollientes ;

2° De médicaments propres à assurer l'antisepsie des voies urinaires (cachets de salol) ;

3° De balsamiques.

Le malade boira, en dehors des repas, pendant la période aiguë de la blennorrhagie, un litre ou un litre et demi par jour de tisane d'orge, ou de graine de lin, ou de chiendent, sucrée avec un sirop de cerises, de groseilles, de framboises, d'orgeat, et dans laquelle il ajoutera, suivant les indications du médecin, une poudre alcaline. L'ingestion de ces boissons a pour résultat de rendre l'urine plus aqueuse et de diminuer la douleur au moment du passage de l'urine. Ce qui le prouve, c'est que le passage de l'urine est plus douloureux le matin, quand le malade est resté toute la nuit sans boire et sans uriner, qu'il ne l'est durant la journée. Si les douleurs sont trop vives en urinant, le malade peut essayer d'un moyen bien simple : il consiste à uriner la verge plongée dans un verre d'eau très froide (Dr Fournier).

Les balsamiques ne doivent être employés ni trop tôt ni trop tard dans le cours de la blennorrhagie, mais au moment précis que le médecin connaît bien et qu'il indiquera au malade. Nombre d'individus, dès qu'ils s'aperçoivent d'un écoulement, courent chez le pharmacien demander un boîte de capsules de copahu, de santal, etc., et commencent ce traitement dès la première heure. Non seulement c'est complètement inutile, les balsamiques n'ayant pas d'action dans la période aiguë de la blennorrhagie, mais cette méthode est nuisible à la suite du traitement, parce que le canal de l'urèthre s'habitue à l'action des balsamiques, et lorsque cette médication peut rendre des services, elle ne rend plus ceux qu'on en doit attendre ; les malades s'étonnent alors de voir la chaudepisse s'éterniser. Malgré cet avis, nous restons convaincu que la plupart des malades continueront les vieux errements et s'empresseront de recourir aux capsules avant le moment indiqué. Qu'ils soient du moins prévenus, s'ils veulent se traiter eux-mêmes, que les balsamiques doivent être absorbés au moment des repas, et qu'ils doivent les cesser momentanément, s'ils voient survenir de la diarrhée, de l'inappétence et tous les signes d'un embarras gastrique. « Quand ils feront usage des balsamiques, ils boiront peu aux repas, ils ne boiront rien dans l'intervalle, et urineront avant de prendre le médicament. Les balsamiques n'agissent sur la blennorrhagie que par le contact sur les parois de l'urèthre de l'urine sécrétée durant l'absorption du balsamique, alors qu'elle est chargée de ses principes médicamenteux. Par conséquent, si le malade fait usage de balsamiques et d'injections en même temps, il ne devra faire les injections que lorsqu'il aura évacué l'urine sécrétée à partir du moment où il a absorbé le balsamique. Si, par exemple, pour préciser, il prend le balsamique à sept heures du matin, il devra uriner avant de l'absorber, puis uriner entre neuf et dix heures (deux heures suffisent pour que le balsamique ait passé dans l'urine), et ce n'est qu'après cette deuxième miction qu'il devra faire l'injection ; de même pour le soir » (Dr Diday).

Traitement externe de la blennorrhagie.

Le traitement externe de la blennorrhagie comprend, selon les cas, les bains, les lavages de l'urèthre ou les injections, et les instillations.

A. — Les grands bains sont utiles, dans la période aiguë de la blennorrhagie, si celle-ci s'accompagne d'une inflammation trop considérable. Hors ce cas bien déterminé, on évitera les grands bains qui favorisent et entretiennent l'écoulement. Par conséquent le malade qui sera traité par la méthode des lavages ou par les injections devra s'abstenir de prendre des grands bains.

Nous avons parlé plus haut de l'utilité des bains locaux.

B. — Les lavages se pratiquent à l'aide d'une solution de permanganate de potasse, dont les doses varient selon l'âge de la blennorrhagie et selon la susceptibilité de la muqueuse du canal de l'urèthre.

Ces lavages nécessitant un appareil spécial et ne pouvant être pratiqués que par le médecin, nous nous dispenserons de décrire le mode de fonctionnement de cet appareil et les indications qui permettent au médecin d'employer cette méthode de traitement. Il nous suffira de dire que le traitement de la blennorrhagie par les lavages est le plus efficace et le plus fréquemment mis en pratique aujourd'hui par les médecins spécialistes et dans les hôpitaux spéciaux, tel que l'hôpital Necker, à Paris. Les lavages sont indiqués surtout au début de la blennorrhagie. Employés avant que la blennorrhagie ne soit parvenue à sa *période d'état*, ils constituent le meilleur moyen de *couper* la blennorrhagie, c'est-à-dire de l'empêcher d'arriver à sa période d'état, de diminuer les douleurs pendant la miction, d'abréger la durée de l'écoulement, de diminuer les chances de complications (orchite, etc.). Il sera prudent de ne pas user des lavages ou de n'en user qu'avec une extrême réserve, lorsqu'on a laissé la blennorrhagie arriver à sa période d'état et s'accompagner d'une trop vive inflammation. Mais lorsqu'une blennorrhagie a été mal traitée, qu'elle tend à devenir chronique, les lavages constituent encore à ce moment le meilleur moyen de traitement.

C.— Une opinion également très répandue dans le public, c'est que rien n'est plus facile, pour peu qu'on veuille s'en donner la peine, que de *couper* une blennorrhagie. Un certain nombre de personnes sont assez disposées à croire que sur ce point-là, les empiriques et les charlatans sont très supérieurs aux médecins, quels que soient du reste leur savoir et leur expérience. C'est à ce préjugé que sont dues la vogue et la réputation de ces nombreuses injections *infaillibles, guérissant en huit jours les écoulements les plus anciens et les plus rebelles*, dont les annonces s'étalent dans les vespasiennes et à la quatrième page des journaux et dont l'emploi est suivi de tant de déceptions.

Certes, dans toutes les blennorrhagies, il y a un moment où il serait possible de couper court à l'écoulement; mais ce moment est si éphémère et les phénomènes qui le caractérisent sont si peu accentués, malgré leur signification précise, que, 90 fois sur 100, les malades le méconnaissent, le laissent passer et ne le mettent pas à profit. Quand ils viennent consulter, il est presque toujours trop tard. On ne peut, en effet, tenter de couper une blennorrhagie avec quelques chances de succès que dans les cinq ou six, tout au plus dans les douze premières heures (Dr Diday).

Les injections abortives ne peuvent être faites que par le médecin, en raison de la causticité plus ou moins grande de la solution employée. Elles sont, il faut bien le dire, à peu près universellement abandonnées aujourd'hui. On leur préfère, et avec raison, les grands lavages de l'urèthre, dont l'action est moins rapide, il est vrai, mais moins douloureuse et qui constituent une médication plus prudente.

Quant au malade qui, pour un motif quelconque, n'emploie pas les grands lavages et qui préfère se soigner lui-même à l'aide d'injections, nous croyons devoir lui être utile en lui donnant quelques conseils pratiques concernant le moment où il peut se servir des injections et sur la manière dont il doit s'y prendre pour les faire bien et utilement.

Il est un préjugé répandu dans le public,

c'est qu'on peut faire des injections astrin-
gentes à n'importe quel moment de la blennorrhagie. C'est là une profonde erreur.
Contrairement aux lavages de l'urèthre, les
injections ne doivent pas être faites au début
ni dans la période aiguë de la blennorrhagie;
il faut attendre que celle-ci soit à son dé-
clin, sinon on s'expose à raviver l'inflammation.

Quand le malade voudra prendre des injections lui-même, il fera bien de prendre
les précautions suivantes :

1° Il doit uriner avant de faire l'injection,
pour débarrasser le canal des sécrétions qui
s'y sont accumulées depuis la dernière émis-
sion d'urine. Il fera bien de garder son urine
un certain temps avant l'injection, afin d'avoir
une miction plus abondante qui nettoie
mieux le canal.

2° Il fera son injection assis, après avoir
lavé le méat urinaire en dirigeant sur celui-
ci le premier jet du contenu de la seringue.

3° Il devra ensuite faire une première injection à *canal ouvert* en employant le reste du contenu de la seringue. Pour faire l'injection à canal ouvert, il saisit la seringue, vers le haut du piston, entre le pouce et le doigt médius de la main droite, le doigt indicateur passé dans l'anneau du piston ; il saisit sa verge avec la main gauche, et il introduit le bec de la seringue dans le méat urinaire, à la profondeur d'un centimètre, sans serrer ni appliquer les lèvres du méat contre le bec de la seringue. Il presse alors doucement et lentement sur le piston : le liquide chassé par celui-ci dans l'intérieur du canal sort librement au fur et à mesure que le malade presse sur ce piston.

4° Il fera ensuite une deuxième injection à *canal fermé*, en employant le contenu d'une deuxième seringue. Pour faire cette injection, il s'y prend de la même façon que pour l'injection à canal ouvert, avec cette différence qu'il maintient, à l'aide du pouce et de l'indicateur de la main gauche, les lèvres du méat hermétiquement appliquées contre le bec de la seringue, de façon que le liquide injecté ne puisse sortir librement.

L'injection doit être faite avec une prudente lenteur : elle ne doit être poussée ni trop vite ni trop fort, de peur de faire pénétrer le liquide de l'injection dans la vessie. Le piston de la seringue sera pressé doucement jusqu'à ce que la distension du canal indique le moment où il convient de s'arrêter.

5° Quand le contenu de la seconde seringue a été injecté, on retire le bec de la seringue en ayant soin de fermer l'ouverture du méat non pas en appliquant ses doigts latéralement pour le comprimer et appliquer ses lèvres exactement l'une contre l'autre, mais en maintenant simplement la pulpe de l'index sur l'ouverture du méat. De cette façon, le liquide injecté reste en contact avec les parois du canal jusqu'à l'orifice même du méat.

6° L'injection ainsi pratiquée doit être conservée dans le canal 3 à 5 minutes.

Le malade restera ensuite le plus long-temps possible sans uriner (2 ou 3 heures) après avoir laissé sortir le liquide injecté; sinon la miction balayerait les principes médicamenteux que l'injection a déposés sur les parois du canal.

7° On doit choisir une seringue d'un usage commode et pratique.

Celle-ci ne doit pas être trop grande, parce qu'elle exposerait le malade à injecter une trop grande quantité de liquide. Elle ne doit pas contenir plus de 20 grammes de liquide, et le malade ne doit pas faire pénétrer plus de cinq à six centimètres cubes de liquide, après avoir pris la précaution de chasser l'air qui aurait pu pénétrer dans la seringue.

Les seringues qu'on trouve le plus répandues dans le commerce sont ordinairement mauvaises. Une bonne seringue doit faire le vide absolu quand on cherche à la remplir. Elle doit être en verre, afin que le malade puisse se rendre compte de la quantité de liquide qu'il injecte. La canule doit être conique et non cylindrique, afin d'entrer plus facilement dans le méat, et d'en produire l'occlusion parfaite sous une pression modérée lorsqu'on fait une injection à canal fermé.

8° On doit veiller constamment à ce que la seringue soit rendue aseptique, c'est-à-dire qu'elle soit débarrassée de toute trace de l'écoulement, de tout microbe spécifique, sinon on s'exposerait à se réinfecter de nouveau lors d'une nouvelle injection.

Pour avoir une seringue toujours désinfectée, il suffit, chaque fois qu'on s'en est servi, de la tenir constamment plongée dans une éprouvette ou dans un verre rempli d'un liquide antiseptique. Il sera encore plus facile après l'avoir soigneusement lavée avec une solution antiseptique, de la tenir enfermée en l'entourant de coton hydrophile.

Quant au choix du liquide à injecter, le malade ne doit se servir que des solutions qui auront été formulées par son médecin, solutions qui varient dans le cours de la blennorrhagie suivant la nature, l'intensité, l'ancienneté de l'écoulement, suivant la susceptibilité du canal.

D. — Si au bout d'un certain nombre de jours durant lesquels il aura employé ce mode de traitement, le malade constate encore l'existence d'un suintement, d'un écoulement chronique, il devra recourir au médecin, parce que, les injections qu'il a pu faire lui-même ne dépassant pas la portion antérieure de l'urèthre, ce suintement indique que l'inflammation s'est localisée et persiste dans sa partie profonde. Le médecin interviendra alors soit à l'aide des lavages, soit à l'aide des instillations, dans le but d'agir directement sur le siège de l'inflammation et de supprimer définitivement toute trace d'écoulement.

Les instillations sont faites à l'aide d'un appareil spécial, et avec des solutions soit de sublimé, soit de nitrate d'argent, suivant les cas.

Complications de la blennorrhagie.

Les complications les plus communes de la blennorrhagie sont : le bubon, l'orchite, l'ophtalmie blennorrhagique, le rhumatisme blennorrhagique, la cystite.

Les conséquences de la blennorrhagie pourront être : la blennorrhée *ou goutte militaire*, les rétrécissements avec les fâcheux accidents qu'ils déterminent.

Nous avons déjà parlé des précautions que l'on doit prendre pour éviter l'ophtalmie et le rhumatisme blennorrhagiques.

Le *bubon*, vulgairement appelé *poulain*, est constitué par l'engorgement et l'inflammation des ganglions situés dans l'aine. Quand on voit un ganglion augmenter notablement de volume, il convient de garder le repos au lit, en attendant l'arrivée du médecin. Si on continuait à marcher, le bubon pourrait arriver à suppuration, conséquence fâcheuse à tous les points de vue.

L'orchite se révèle par des douleurs qui se font sentir brusquement dans le testicule, douleurs bientôt accompagnées du gonflement de cet organe. Elle se développe sous l'influence d'une des principales causes suivantes : la simple propagation de l'inflammation aux parties profondes de l'urèthre, le coït, les érections fréquentes et prolongées, les excès de boissons, un choc, un coup, un froissement du testicule, une secousse brusque produite par une chute, une marche exagérée, une course à cheval ou en bicyclette, une série de petites secousses répétées (canotage), l'ébranlement du testicule par un long trajet accompli en voiture, en chemin de fer, etc.

L'orchite produit, on le sait, la stérilité du testicule enflammé. Celui qui serait atteint d'une orchite double deviendrait inapte à la procréation. Mais il n'est pas rare, disons-le bien vite, de voir au bout d'un certain temps la circulation se rétablir dans les canaux spermatiques et le malade recouvrer ses facultés procréatrices.

En tout cas, tout individu qui aura été atteint d'une orchite double, devra, s'il désire se marier et avoir des enfants, soumettre préalablement son sperme à l'analyse microscopique. On ne saurait donc prendre trop de précautions dans le but de se préserver de cette complication de la blennorrhagie. Aussi, le premier soin du blennorrhagien, nous le répétons, sera de porter un suspensoir dès qu'il s'apercevra d'un écoulement.

Quand l'orchite survient, le malade doit garder le repos au lit, supprimer toute injection, tout lavage, et envelopper les testicules avec des compresses imbibées d'eau blanche aussi froide que possible, en attendant la visite du médecin.

La *cystite* ou inflammation de la vessie, commence à se révéler par des besoins incessants et impérieux d'excréter l'urine, dont les dernières gouttes, en traversant l'urèthre, produisent la sensation d'un liquide brûlant. C'est une des complications les plus pénibles et les plus fâcheuses de la blennorrhagie.

Elle est due parfois aux variations de la température, à l'augmentation du froid et de l'humidité. Aussi les arthritiques, les rhumatisants, qui sont atteints d'une blennorrhagie, feront bien, dès le début de cette affection, de se bien vêtir et de porter une ceinture de flanelle couvrant le bas-ventre.

D'autres fois, la cystite survient à l'occasion de la fatigue, de longues marches, d'excès de boissons, d'une course à cheval, d'un coït, et souvent à l'occasion d'une injection mal faite, c'est-à-dire ayant pénétré de force dans le canal serré du bout, et ayant refoulé le pus de la blennorrhagie jusqu'au col de la vessie. Aussi, lorsque le malade fait des injections, il doit toujours émettre de l'urine dans un verre avant chaque opération, et, si l'urine est trouble, ou s'il ressent quelques douleurs accompagnées de sensation de

pesanteur dans le bas-ventre et d'envies fréquentes d'uriner, il devra s'abstenir de toute
injection et prendre un grand bain tiède en
attendant l'arrivée du médecin.

Des rétrécissements.

Le rétrécissement de l'urèthre se reconnaît
à la difficulté que l'on éprouve pour uriner.
Le jet de l'urine sort moins volumineux et
avec moins de force; parfois il sort *en vrille*,
ou se divise en plusieurs petits jets. On est
obligé de *pousser* pour faciliter la fin de la
miction, et, quand celle-ci est achevée, il
sort, quelques secondes après, quelques
gouttes d'urine qui ont été retenues derrière
le point où siège le rétrécissement.

Les injections, a-t-on dit, sont la cause
ordinaire des rétrécissements. C'est là un
préjugé contre lequel nous ne saurions assez
nous élever. Sans doute, les rétrécissements
peuvent être la conséquence d'injections caus-

tiques, mais, le plus souvent, ils sont le fait d'écoulements anciens et invétérés (goutte militaire), de blennorrhagies mal traitées, mal soignées, entretenues par une médication intempestive, des injections de composition inconnue ou par une hygiène défectueuse; mais ils n'ont jamais été causés par des lavages ou par des injections pratiqués en temps opportun, avec réserve, à l'aide de solutions formulées par le médecin, et de la composition desquelles il est facile de se rendre compte.

La goutte militaire devra donc être traitée avec autant de soin que la blennorrhagie aiguë, afin d'éviter les rétrécissements qui peuvent, à la longue, s'accompagner d'accidents graves (rétention d'urine, inflammation des reins eux-mêmes).

Le malade sera à l'abri de ces complications s'il a fait soigner de bonne heure sa blennorrhagie. Mais s'il a négligé de se traiter, s'il a laissé son écoulement devenir chronique, il est nécessaire qu'il sache à quoi sa négligence peut l'exposer. S'il a laissé un rétrécissement s'établir, il sera obligé de se faire dilater graduellement le canal de l'urèthre par l'introduction de bougies (sondes pleines), de calibre de plus en plus volumineux, et d'entretenir cette dilation durant toute sa vie, à des intervalles indiqués par le médecin.

De la goutte militaire.

Les blennorrhagies non traitées ou mal traitées laissent assez fréquemment persister, chez certains individus, un suintement qui apparaît sous forme d'une gouttelette blanche ou jaune, perceptible lorsque le malade est resté trois ou quatre heures sans uriner, perceptible surtout le matin au réveil. Ce suintement est connu vulgairement sous le nom de *goutte militaire*.

Un grand nombre d'individus considèrent la goutte militaire comme un suintement insignifiant, comme une chose négligeable. Ils ont grand tort, car ce suintement peut, sous l'influence de causes excitantes, repasser momentanément à l'état d'écoulement aigu. Un voyage, quelque excès de table, de de bière surtout, le coït, peuvent causer une légère et passagère augmentation d'écoulement; et si, au moment de cette exacerbation, le malade voit une femme, il peut parfaitement lui transmettre la blennorrhagie.

Celui qui est porteur d'une goutte militaire ne doit pas se marier avant que celle-ci n'ait complètement disparu. Sinon, au bout de quelque temps de mariage, il peut voir survenir un nouvel écoulement, bien que sa femme ne soit pas atteinte de blennorrhagie. C'est que les sécrétions vaginales de la femme contiennent des microbes qui, au moment du coït, pénètrent dans l'urèthre de l'homme. Si cet urèthre est le siège d'une inflammation chronique, ainsi qu'il arrive dans le cas de la goutte militaire, ces microbes, surtout s'ils proviennent d'une femme qui a des pertes blanches ou une inflammation de la matrice, déterminent une nouvelle virulence des microbes contenus dans le canal de l'urèthre de l'homme ; de là, chez ce dernier, un nouvel écoulement. Le mari communique cet écoulement à sa femme, pendant un des moments où la matrice de celle-ci est le plus susceptible d'être infectée, c'est-à-dire après les règles et après les couches. Et voilà comment le mari et la femme deviennent malades sans que ni l'un ni l'autre n'aient commis la moindre infidélité. Ces cas-là sont plus fréquents qu'on ne pense. En effet, les célibataires porteurs d'une goutte militaire qui, depuis l'époque de ce qu'ils appellent leur guérison, ont vu survenir de nombreux petits écoulements quelques heures après les coïts les moins suspects, écoulements qui ont peu duré, qui ont vite guéri, qui ont été relativement peu aigus, ces célibataires, disons-nous, arrivent à redouter toutes les femmes, et désirent se marier pour être sûrs d'avoir une femme saine. Et ils sont tout étonnés, après leur mariage, d'être infectés par leur femme comme par la première prostituée venue ; ils ne tarderont pas, du reste, à lui rendre la pareille. Eh bien, ces hommes, nous le répétons, ne doivent pas se marier avant d'avoir suivi un traitement convenable. Tant qu'ils apercevront de petits filaments flotter au sein de l'urine, ils doivent se soigner et ne reprendre la vie commune que lorsque le médecin leur aura affirmé la guérison complète.

Pour reconnaître la présence de filaments dans l'urine, il faut examiner surtout l'urine émise au réveil, la recueillir dans un verre, et l'examiner par transparence en plaçant le verre devant la fenêtre éclairée.

Quand un individu porteur d'une goutte militaire s'est marié malgré la défense du médecin, il doit toujours songer que la blennorrhagie, qu'il est dans le cas de communiquer à sa femme, peut avoir pour celle-ci des conséquences parfois désastreuses et capables, nous le répétons, d'empoisonner toute une existence, de même qu'elle peut transmettre une ophtalmie purulente des plus graves à l'enfant qui naîtra au milieu de ces conditions, au moment de son passage au travers d'un vagin infecté. Il ne doit pas manquer de s'enquérir de la manière d'éviter tout accident, de ce qu'il lui faut faire, quand un accident a eu lieu et a été guéri, pour éviter son retour. « Il y a nécessité pour lui de se faire visiter au début du moindre retour d'écoulement, — de s'abstenir absolument de coïts pendant que cet écoulement a lieu, — de venir se faire désinfecter immédiatement, si l'infection de l'urèthre s'est produite, cela indéfiniment, jusqu'à nouvel ordre, — de s'abstenir de rapports extra-conjugaux de quelque nature qu'ils soient, — de se laver tous les jours le méat urinaire avec une solution antiseptique, afin d'éviter d'être infecté à nouveau, — de ne pratiquer le coït qu'après avoir uriné, — de s'abstenir du coït pendant les cinq jours qui précèdent et les cinq jours qui suivent les règles, et en cas d'accouchement, pendant les trois mois qui suivent les couches, c'est-à-dire d'attendre le second retour des couches, ou son époque, si la mère nourrit son enfant, — de faire faire tous les jours à sa femme, pour la protéger plus efficacement contre l'infection, de larges lavages du vagin avec une solution antiseptique, — enfin, dans les cas graves, de ne pratiquer le coït qu'avec l'enveloppe membraneuse » (Dr Diday).

Un écoulement chronique qui, chose rare, aura résisté aux traitements les mieux dirigés, pourra parfois disparaître de lui-même, grâce à l'usage des toniques, à l'emploi de l'hydrothérapie, à l'abandon pendant un certain temps d'un pays froid et humide pour un climat plus tempéré.

Conseils pratiques pour éviter de contracter et de communiquer la blennorrhagie.

Nous donnerons, en terminant, quelques conseils pour éviter de contracter, soit une première atteinte de blennorrhagie, soit une nouvelle atteinte, et pour éviter de communiquer la blennorrhagie lorsqu'on en est atteint.

Avant tout, il faut bien se persuader du danger spécial que font courir les excès de tous genres, préliminaires habituels des coïts de rencontre. Outre les effets irritants que les sécrétions peuvent en ressentir, on sait que des libations trop copieuses nuisent au discernement qui doit présider au choix du sujet, et qu'elles prolongent la durée des rapports en les rendant d'autant plus dangereux. L'ivresse alcoolique, en effet, lorsqu'elle ne s'oppose point aux rapports sexuels, leur donne un caractère de violence et d'acharnement toujours nuisible.

« L'amour prudent doit être alerte », a-t-on dit. Il faut donc toujours se hâter, ne pas s'attarder dans le coït, et d'autant plus que l'on conçoit des doutes sur sa sécurité. Il ne faut pas davantage répéter le coït trop fréquemment : c'est évidemment réduire au minimum les mauvaises chances. Pour ce qui est de la répétition du coït, l'homme doit sans doute consulter ses forces, mais aussi le degré de confiance qu'il a dans sa partenaire. Or, si équivoques que soient les renseignements dont il faut habituellement qu'il se contente, il pourra parfois soupçonner, surprendre même (par l'examen direct ou par l'ins, .ction du linge de la femme) l'existence de pertes blanches qui, sans lui commander de s'abstenir, lui feront un devoir de la modération (Dr Jullien).

Sans doute le coït pratiqué avec modération avec une femme atteinte de pertes blanches ne peut être suivi de blennorrhagie.—

C'est par milliers que l'on compte les jeunes filles qui ont des pertes blanches : combien y en a-t-il qui donnent la chaudepisse à leur mari ? Si les pertes blanches étaient de nature à communiquer la blennorrhagie, les hommes seraient forcés de renoncer à se marier dans les grandes villes, où les conditions d'hygiène développent les pertes blanches. — Mais lorsque des rapprochements trop multipliés et trop prolongés succèdent à un violent désir qui vient stimuler l'ardeur, à une érection prolongée et contenue, il peut arriver que les pertes blanches qui, après un seul rapprochement, seraient restées inoffensives, acquièrent, par la répétition de l'acte vénérien, des propriétés irritantes. L'homme qui a été l'auteur de cette recrudescence en devient la première victime, pour peu que la muqueuse de son urèthre y soit prédisposée.

Aussi, lorsqu'on vient d'avoir une blennorrhagie, ne faut-il pas trop se hâter de conclure à la guérison définitive. En principe, on ne peut se permettre le coït que lorsque le canal de l'urèthre est resté entièrement sec pendant sept à huit jours, à partir du moment où l'on a cessé tout traitement, précepte qui n'est pas toujours bien suivi, surtout par les jeunes gens qui, malgré leurs protestations de sagesse, sont toujours trop pressés d'aller réparer le temps perdu. Il ne faut pas oublier que la blennorrhagie est une des maladies qui ont le plus de tendance à récidiver. A chaque récidive, les muqueuses génitales deviennent de plus en plus sensibles à la contagion : aussi peut-on dire que la facilité avec laquelle on contracte la blennorrhagie croît en raison du nombre et de la durée des écoulements antérieurs. Ainsi, qu'un homme se trouve dans ces conditions, et que, après un repas plantureux, il se livre à des excès de coït, il pourra contracter un écoulement sans qu'on puisse constater chez sa partenaire la moindre trace de blennorrhagie. Il amène alors chez son médecin la femme qu'il accuse de lui avoir transmis la blennorrhagie ; le médecin l'examine et ne trouve rien. C'est là un fait dont les médecins spécialistes sont journellement témoins. « L'homme est plus souvent coupable de la blennorrhagie que la femme dont il semble la tenir ; il se donne plus souvent la chaudepisse qu'il ne la reçoit » (Dr Fournier). La plus jolie fille du monde, dit-on, ne peut donner que ce qu'elle a. Ce proverbe est faux et cache un piège : beaucoup d'hommes, nous le répétons, prennent la blennorrhagie avec de jolies filles qui ne l'ont point.

Le Dr Ricord a condensé, dans une piquante ébauche, les influences irritantes qui rendent les sécrétions plus âcres et les tissus plus facilement impressionnables (coïts trop multipliés entre deux individus sains, mais échauffés par des excès de table, les fatigues d'un bal, une orgie nocturne, etc.) :

« Voulez-vous, dit-il, attraper la chaudepisse ? En voici les moyens : prenez une femme lymphatique, pâle, plutôt blonde que brune, ayant des pertes blanches en quantité notable. Dînez de compagnie, débutez par des huîtres et continuez par des asperges, buvez sec et beaucoup : vins blancs, champagne, café, liqueurs, tout cela est bon; dansez à la suite du repas et faites danser votre compagne ; échauffez-vous bien et ingérez force bière dans la soirée. La nuit venue, conduisez-vous vaillamment ; deux ou trois rapports ne sont pas de trop et mieux vaut davantage. Au réveil, n'oubliez pas de prendre un bain chaud et prolongé, ne négligez pas non plus de faire une injection. Ce programme rempli conscieusement, si vous n'avez pas la chaudepisse, c'est qu'un Dieu vous protège ! »

Il faut cependant reconnaître que, la plupart du temps, on ne contracte la blennorrhagie qu'en pratiquant le coït avec une femme atteinte de cette même affection. La contagion s'opère par le dépôt du microbe spécial de la blénnorrhagie sur la muqueuse du méat urinaire, dont les lèvres s'entrouvrent durant l'acte vénérien.

On a cité des cas dans lesquels la blennorrhagie a été communiquée par des objets ayant servi à un individu atteint de la même affection (sonde, seringue, etc.).

Il n'est pas rare encore de contracter la blennorrhagie si l'on expose la muqueuse de l'urèthre à se trouver en contact avec du pus, avec un liquide mucoso-purulent, sécrété par un organe enflammé. Ainsi, l'écoulement qui s'observe chez les femmes récemment accouchées peut être une cause de blennorrhagie pour ceux qui n'ont pas la patience d'attendre que les organes maternels, violentés par l'accouchement, soient rentrés dans leur état normal.

S'il est utile d'être éclairé sur les causes qui peuvent produire la blennorrhagie, il est non moins important de connaître les précautions que l'on peut prendre pour éviter de la contracter.

Après un coït avec une femme qui paraît

suspecte, on retrouve tout son sang-froid, doublé d'une juste frayeur.

On doit alors commencer par laver la verge que l'on immerge en plein dans un large bol ou dans une cuvette étroite remplie aux trois quarts d'eau froide, condition nécessaire pour que le doigt puisse frotter exactement tous les plis, pendant que l'organe baigne dans l'eau. Nous pouvons dire que les lavages ou les ablutions pratiqués après le coït ne doivent pas inspirer une grande confiance, car ils n'agissent que sur le gland, sur le prépuce, et nullement sur l'intérieur même du canal, dans lequel les microbes ont pu pénétrer. Ce n'est cependant pas une raison pour renoncer à les pratiquer.

Le contact de l'eau froide a éveillé l'envie d'uriner. On urinera donc, le plus tôt possible, afin de favoriser l'expulsion des microbes qui ont pu pénétrer dans le canal de l'urèthre. Ce balayage naturel de l'urèthre est le meilleur des préservatifs ordinaires à l'égard de la blennorrhagie. Mais on doit uriner d'une certaine façon : on place la pulpe du doigt devant l'orifice de l'urèthre ; ceci fait, on pousse l'urine avec force tout en l'empêchant avec le doigt de sortir ; après cinq ou six secondes, on lâche tout. Ce procédé est applicable aux deux sexes. Il implique l'obligation de garder, avant le coït, une certaine quantité d'urine dans la vessie. Le précepte est élémentaire, mais il n'importe pas moins de l'énoncer, de le répéter même, surtout et justement à l'usage de ceux qui répètent le coït. L'homme ne devra donc pas fermer le canal en pinçant le bout de la verge entre deux doigts, ce qui est plus commode, mais donne moins de garantie pour le lavage complet de tout l'urèthre. Il ne faut pas davantage compter d'une façon absolue sur la précaution d'uriner immédiatement après le coït, pour être assuré de l'immunité.

Si l'on veut un supplément de garantie contre la blennorrhagie, on peut faire, aussitôt après le coït, une injection préventive qui offre encore une précieuse ressource.

La meilleure injection préventive est l'injection faite avec une solution de sublimé (quatre centigrammes dans un litre d'eau). Elle constitue un procédé très pratique, à la portée de tous, absolument inoffensif, et ne provoquant pour ainsi dire aucune douleur. On n'injectera que le contenu du quart de la seringue, et on fermera l'urèthre, ainsi qu'il a déjà été dit, en appliquant un doigt sur son orifice. Cette précaution d'injection préventive peut, certes, dans quelques cas, avoir son utilité. Mais songera-t-on toujours à en user, et la préoccupation, l'obligation qu'on s'impose de pratiquer un pareil procédé ne sont-elles pas de nature à enlever tout son charme au sacrifice consommé sur l'autel de Vénus?

Quoi qu'il en soit, toutes ces mesures de précaution le cèdent de beaucoup à l'emploi du *condom*, lorsque celui-ci est de bonne fabrication.

Le condom est une enveloppe de peau très mince et sans couture, imaginée au siècle dernier par un médecin anglais, Condom, qui a eu la fortune peu enviée d'attacher son nom à cet instrument de préservation, lequel, recouvrant complètement la verge, l'isole de tout contact impur. Il en existe de deux sortes, les uns en caoutchouc dilaté, les autres en baudruche. « Les préservatifs en caoutchouc offrent le grand avantage d'être élastiques et d'une application rapide et facile, mais ils présentent l'immense inconvénient de tous les objets en caoutchouc, c'est-à-dire qu'à la longue ils deviennent friables et cassants. Comme il est impossible de savoir depuis combien de temps ils ont été fabriqués et à quel moment se produira cette altération, il en résulte qu'on ne saurait trop s'en défier. Il n'en est pas de même des préservatifs en baudruche, dont la solidité est plus grande, et qui ne s'altèrent pas avec le temps. Mais n'étant pas élastiques, ils sont d'une application moins commode. Il est vrai de dire que les uns comme les autres émoussent à un très haut degré les sensations et diminuent ainsi la volupté des rapprochements sexuels. Aussi a-t-on pu dire qu'ils représentaient « une toile d'araignée contre le danger, une cuirasse contre le plaisir ». D'ailleurs, nous sommes presque tous ainsi faits que, même avec les femmes les plus vénales, nous tenons à conserver, dans l'acte vénérien, quelque apparence de poésie, et qu'il nous répugne de nous affubler ostensiblement de ces « capotes » qui sont pour la partenaire un indice manifeste de défiance (Dr Guiard).

En somme, quelques soient les avantages que présente le condom, il est loin d'offrir une sécurité des plus absolues. « Peut-être même ce fragile vêtement, s'il est de fabrication défectueuse, est-il souvent plus dangereux qu'utile, alors que venant à se rompre ou à se déplacer, il laisse son protégé à découvert contre un péril que, sans son aide,

celui-ci n'eût peut-être point osé affronter. »
(Dr Langlebert).

Enfin, le cas échéant, si l'on veut prendre de plus grandes précautions, lors d'un coït d'aventure, on pourra exiger que la femme se lotionne, ou mieux se fasse une injection vaginale, soit avec de l'eau pure, ou avec de l'eau vinaigrée ou avec une solution antiseptique (à l'acide borique ou au sublimé).

Quant aux porteurs d'une blennorrhagie qui se trouvent conduits, obligés, disent-ils, à agir comme s'ils étaient bien portants (non seulement ceux qui pratiquent les coïts d'aventure, mais encore les fiancés, les époux, qui se croyaient guéris ou dont une minute d'égarement a compromis la santé, et qui, le jour venu de la cérémonie ou d'un retour imprévu du conjoint, sont obligés, dans l'intérêt commun, de ne rien laisser soupçonner), quant à ceux-là, disons-nous, il leur faut, avant l'acte, avant chaque acte, et le plus près possible de l'acte, nettoyer le vagin et l'urèthre. Pour le vagin, on fera

une injection à grande eau avec tout le contenu d'un irrigateur ; l'eau peut être pure,
ou vinaigrée, ou additionnée de sublimé.
Pour l'urèthre, le meilleur détersif est le
plus naturel : l'urine ; l'homme ou la femme
urineront de la façon qui a été décrite pré-
cédemment.

Ces conseils s'adressent à tous ; mais tous
ne se trouvent pas également en état de les
suivre ; tous surtout ne sont pas toujours en
état de les entendre. Il faut évidemment pos-
séder une expérience, et jouir en outre d'un
certain sang-froid, d'un réel empire sur
soi-même, pour prendre efficacement, avant
et après le coït, les précautions que nous
indiquons.

Nous n'avons pas parlé de la blennorrhagie chez la femme, parce que ce livre n'est
point destiné à être mis entre les mains des
femmes, qui, du reste, n'en pourraient tirer
aucun profit.

TABLE DES MATIÈRES

                                                    Pages.

Ce qu'est la blennorrhagie   5

De la nécessité de soigner la blennorrhagie
     dès son début   6

De la durée de la blennorrhagie...........   9

De la nécessité du port d'un suspensoir   10

De la nécessité d'un régime spécial   12

De la nécessité d'un genre de vie particulier.   13

De la nécessité de soins particuliers de pro-
     preté ..,............................   16

De l'ophtalmie blennorrhagique   18

Du rhumatisme blennorrhagique   21

Des érections dans la blennorrhagie.......   22

Du traitement interne de la blennorrhagie...   24

Du traitement externe de la blennorrhagie..   28

Du bubon..............................   39

	Pages.
De l'orchite	40
De la cystite	41
Des rétrécissements	43
De la goutte militaire	45
Conseils pratiques pour éviter de contracter et de communiquer la blennorrhagie	51

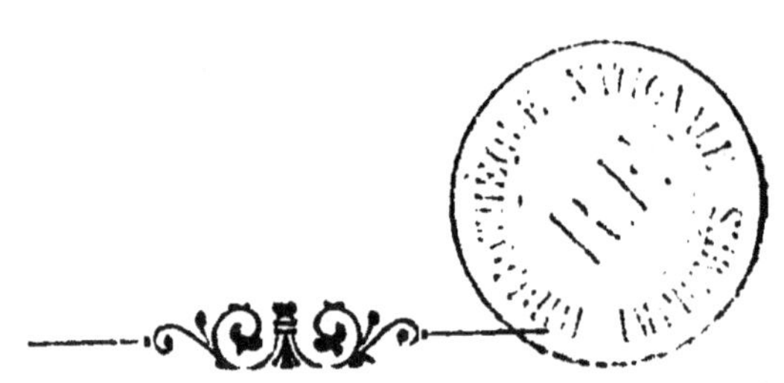